ÉTUDE SUR QUELQUES COMPLICATIONS

DES

ABCÈS DU FOIE

DU COTÉ DES ORGANES RESPIRATOIRES

PAR

Ferdinand DUPUY

DOCTEUR EN MÉDECINE DE LA FACULTÉ DE PARIS

PARIS

ALPHONSE DERENNE

52, Boulevard Saint-Michel, 52

1884

DES

ABCÈS DU FOIE

DU COTÉ DES ORGANES RESPIRATOIRES

PAR

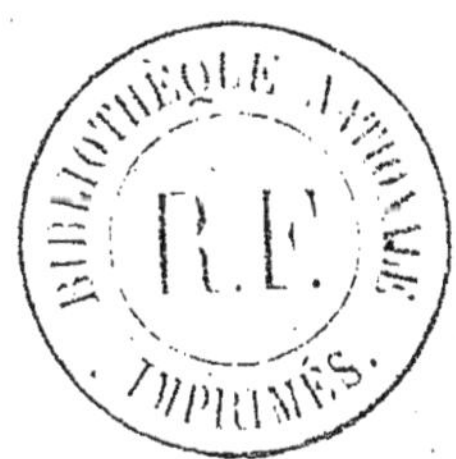

Ferdinand DUPUY

DOCTEUR EN MÉDECINE DE LA FACULTÉ DE PARIS

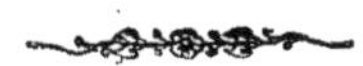

PARIS

ALPHONSE DERENNE

52, Boulevard Saint-Michel, 52

1881

A MON PÈRE LE Dr FERDINAND DUPUY

A MA MERE

DES ABCÈS DU FOIE

DU COTÉ DES ORGANES RESPIRATOIRES

INTRODUCTION

L'abcès du foie est une maladie relativement rare dans nos climats, le fait est vrai dans une large mesure, pourtant ne faut-il pas l'exagérer, comme on a une certaine tendance à le faire. Des observations assez nombreuses, en effet, nous montrent l'hépatite suppurative sous ses aspects divers, même chez des sujets qui n'ont jamais émigré.

Il faut donc, croyons-nous, songer plus souvent qu'on ne le fait à la possibilité d'un abcès du foie, et aux diverses déterminations morbides que peut occasionner une semblable affection. Le volume de la glande hépatique, la double fonction qu'elle remplit dans l'économie, les rapports nombreux qu'elle affecte avec les viscères de l'abdomen et du thorax, tout fait présager combien peuvent être fréquentes les complications que la suppuration du foie est susceptible d'entraîner du côté des organes environnants.

Nous n'avons pas voulu faire une histoire générale de ces complications ; nous avons seulement essayé de mettre en évidence, comme notre titre l'indique, la corrélation qui existe fré uemment entre certaines affections des voies respiratoires et les abcès du foie.

Deux observations que nous devons à l'obligeance de M. Legendre externe des hôpitaux, qui les avait recueillies sur des malades que nous suivions également, servent de base à notre travail. Avec deux autres que nous avons trouvées dans les auteurs, elles prouvent combien est difficile le diagnostic des complications pleuro-pulmonaires que peut entraîner l'hépatite suppurée; elles doivent aussi engager le praticien à se tenir sur ses gardes quand il se trouvera en présence de cas analogues à ceux que nous avons observés et que nous rapportons.

C'est pourquoi, après un court historique et quelques données étiologiques sur les abcès du foie en général, nous étudierons successivemeut les symptômes, la marche et les diverses terminaisons des affections pleuro-pulmonaires d'origine hépatique.

Nous nous occuperons ensuite des lésions que l'on trouve dans ces cas, à l'autopsie du sujet. Nous discuterons enfin en dernier lieu le diagnostic de ces complications, diagnostic toujours délicat, pour terminer par l'étude du pronostic et du traitement.

HISTORIQUE

L'histoire des abcès du foie ne remonte pas à une date très éloignée ; il faut arriver à J. L. Petit pour trouver les premières notions exactes sur le diagnostic de ces abcès ; et c'est aux belles recherches de Louis que nous devons les premières descriptions complètes de cette affection, surtout au point de vue de l'anatomie pathologique.

Le rôle important du foie dans les phénomènes généraux de la nutrition, avait été pressenti par Galien, de sorte que ses successeurs furent portés à accorder aux perturbations de la sécrétion biliaire, une grande influence sur la production de beaucoup de maladies. Mais ces tendances de l'école galénique furent énergiquement combattues par Aselli, Pecquet et Bartholin lors de la découverte des vaisseaux chylifères.

Toutefois l'étude des maladies du foie ne marchait que lentement, lorsque Cruveilhier, Andral, Fauconneau-Dufresne, Bonnet, Martin, Solon, Piorry, J. Franck, Monneret et Fleury, vinrent éclairer cette question d'un jour tout nouveau, et ouvrir une large voie à ceux qui s'occuperaient à l'avenir de cette étude intéressante.

Néanmoins la suppuration de la glande hépatique, sans doute à cause d'une certaine pénurie d'observations, n'avait été étudiée que d'une manière insuffisante, lorsque les recherches des médecins établis dans les Indes Anglaises, Cambay et Haspel entre autres, vinrent puissamment contribuer à élargir le cercle de nos connaissences sur ce sujet.

Mais bientôt, à la suite de l'occupation de l'Algérie par nos troupes, nos médecins militaires reprirent la question en sous-œuvre et l'étudièrent d'une façon complète, si bien qu'après avoir longtemps habité notre possession africaine, Rouis put, en s'appuyant sur un nombre d'observations considérable, écrire une histoire très développée des abcès du parenchyme hépatique. Dutrouleau y a consacré un des meilleurs chapitres de son ouvrage.

ÉTIOLOGIE

Les abcès du foie, et en particulier les grands abcès du foie, sont assez rares en France. Ils sont en effet beaucoup plus fréquents dans les pays chauds et humides qui offrent des conditions favorables au développent des miasmes marécageux. Sans nous arrêter plus longtemps à ces influences telluriques dont on a quelque peu exagéré l'importance, nous allons passer successivement en revue les causes de l'hépatite suppurative, en les rangeant à peu près par ordre de fréquence.

Le traumatisme peut exercer son influence, ou directement, ou à distance. Directement, il frappe le foie lui-même et en détermine l'inflammation suppurative. A distance, il résulte, soit de blessures, soit d'opération pratiquée plus ou moins loin de la glande biliaire ; ces causes déterminent alors ces abcès métastatiques qui caractérisent l'infection purulente. A ranger dans la même catégorie, ces calculs distra-hépatiques qui déterminent l'inflammation des vaisseaux biliaires ou angio-cholite.

La dysenterie, les fièvres intermittentes jouent un rôle prépondérant dans la production de l'hépatite sous toutes ses formes. Elles se manifestent surtout dans les pays chauds et humides ; mais d'après Bonnet, ce ne seraient pas les conditions climatériques qui exerceraient une influence

directe sur la sécrétion biliaire; seulement l'effet le plus
ordinaire d'une température élevée étant de rendre les voies
digestives éminemment excitables, il en résulterait des irri-
tations du tube digestif, qui une fois établies, se propage-
raient aux tissus voisins.

Les ulcérations intestinales de la fièvre typhoïde produi-
sent quelquefois l'inflammation suppurative du parenchyme
hépatique.

Les personnes qui font des excès de nourriture et de
boisson semblent également prédisposées aux abcès du foie.
On pourrait invoquer dans ces cas une activité exagérée de
l'organe. Enfin on aurait observé plus fréquemment l'hépatite suppurative chez les gens soumis à des marches forcées
et chez les coureurs.

M. Cornil a cherché à donner de là pathogénie des abcès
dont nous venons de parler, l'explication suivante :

Selon lui, il pourrait se faire que ces inflammations sup-
purées reconnussent pour cause, soit une embolie, soit une
thrombose de la veine-porte. Et en effet, dit-il, cette embolie peut interrompre en un point du foie une étendue
plus ou moins considérable du territoire vasculaire de l'organe ; d'où formation d'abcès ; le tissu hépatique s'étant
ramolli d'abord, puis entouré d'une zône d'inflammation
éliminatrice, de telle sorte que la partie privée de sang se
nécrose, et se transforme ultérieurement en un vaste abcès.
Ceci est évidemment possible ; mais, comme ajoute M. Cornil
lui-même, il manque la certitude.

On peut aussi, pensons-nous, attribuer à l'âge une certaine influence sur l'aptitude individuelle à contracter
l'hépatite suppurée. Ainsi, à peine connue chez les jeunes

enfants, elle devient plus fréquente à partir de la puberté, pour le devenir de plus en plus entre vingt-cinq et trente-cinq ans, époque à laquelle elle paraît faire le plus de victimes. — Ajoutons enfin que, dans nombre d'observations, la cause est entièrement inconnue.

ANATOMIE PATHOLOGIQUE

Quand on est appelé à faire l'autopsie des malades, on trouve en dehors des lésions ordinaires du foie, abcès uniques ou multiples, les lésions propres aux complications thoraciques que nous avons à étudier.

Quelquefois la cavité pleurale droite est entièrement oblitérée et des adhérences intimes unissent le feuillet viscéral au feuillet pariétal. Cette pleurésie adhésive a pris naissance sous l'influence du travail inflammatoire qui part de la face convexe du foie, s'est propagé au péritoine diaphragmatique et à la plèvre qui recouvre ce muscle. C'est au premier degré une inflammation de voisinage restée plastique et sans danger sérieux. Mais souvent les lésions inflammatoires sont beaucoup plus avancées, et l'on rencontre dans la plèvre une quantité variable de liquide. Dans plusieurs observations, quoiqu'il y ait eu fistule hépato-pulmonaire, on ne trouve dans la plèvre qu'un liquide séreux dû à une pleurésie simple de voisinage. D'autres fois les adhérences protectrices n'ayant pas pu se former, le pus de l'abcès hépatique a fait irruption dans la cavité pleurale et on trouve une pleurésie suppurée ; le contenu est épais, jaunâtre, parfois mêlé de sang et de bile. Son odeur est extrêmement fétide, et des lambeaux de plèvre mortifiés flottent dans le liquide, mêlés à des débris du parenchyme hépatique entraînés avec le pus.

Étudions maintenant l'état du poumon.

La base du poumon droit dans le cas où l'on a constaté l'existence de vomiques, adhère au diaphragme dans une étendue plus ou moins grande. Cette adhérence est solide et quand on veut la détacher, on ne peut le faire sans déchirure. On constate qu'au centre de cette fusion du poumon avec le diaphragme, existe une ouverture dont l'étendue varie, quelquefois à peine appréciable, d'autres fois large comme une pièce de un franc ou de deux francs, et conduisant d'une part dans le foie, d'autre part dans le poumon. En bas, cette ouverture conduit dans une cavité suppurée du foie, de volume variable. En haut elle se dirige vers le parenchyme pulmonaire et on la voit communiquer avec les bronches. Ici ce sont des bronches de petit calibre qui s'ouvrent dans la cavité ; là c'est une grosse bronche qui semble continuer directement la fistule hépato-pulmonaire.

Le contenu de l'abcès pulmonaire est le même que celui de l'abcès hépatique dont il est la conséquence ; le pus sanieux, souvent mélangé de bile, se rencontre encore à travers les bronches et on a pu le suivre jusque dans la trachée et même dans la bouche.

Autour de ces cavités et de ces fistules, le tissu pulmonaire présente des lésions intéressantes à étudier. Au voisinage des collections purulentes, le tissu est atteint de pneumonie interstitielle ; il est scléreux, dur, imperméable à l'air. Cette carnification du poumon s'étend plus ou moins loin autour des foyers primitifs. Parfois elle occupe tout un lobe. Elle s'explique, non-seulement par une irritation de voisinage, mais aussi par la compression plus ou moins prolongée qu'a exercée l'abcès du foie sur le poumon.

Autour des lésions scléreuses proprement dites, il n'est pas rare de trouver les autres parties du poumon droit atteintes de congestion simple, d'hypostase. Le tissu est rouge, violacé, plus dur qu'à l'état normal, quoique perméable encore et insufflable. L'étendue de ces lésions explique suffisamment la dyspnée et l'anxiété respiratoire que présentent certains malades.

A côté de ces lésions communes, pour ainsi dire, le poumon pourra présenter des altérations plus rares, dues à l'action du pus et de la bile. Ce sont de véritables lésions gangréneuses à foyer étendu. On trouve une vaste cavité creusée dans l'épaisseur du poumon ; elle a des parois anfractueuses déchiquetées ; le contenu est noirâtre mêlé de détritus et de lambeaux organiques répandant une horrible fétidité. L'abcès du foie s'est compliqué dans ce cas d'une véritable gangrène pulmonaire.

Les bronches que nous avons vues s'ouvrir dans ces foyers directement, comme on les voit s'ouvrir dans les cavernes tuberculeuses, sont souvent saines dans le reste de leur étendue. Il arrive cependant qu'elles puissent porter toutes les traces d'une inflammation plus ou moins vive. Leur muqueuse est rouge, épaissie, ulcérée, et en contact avec un pus fétide. Quant aux lésions irritatives secondaires, elles peuvent s'étendre par propagation jusqu'à la trachée et jusqu'au larynx.

Signalons aussi en quelques mots les désordres qu'on observe dans les cas où la plèvre étant atteinte d'inflammation adhésive, un foyer ankysté a pu se former en un point, et voyons les évolutions de ce foyer.

Tantôt il existe un véritable abcès, une véritable pleurésie enkystée communiquant seulement avec l'abcès du foie par une solution diaphragmatique dont l'étendue et la forme peuvent être assez variées pour figurer un abcès en bouton de chemise. La communication avec le poumon et les bronches qui n'existe pas au début peut fort bien s'établir ensuite et le pus se vider en deux temps; d'abord dans la cavité pleurale, puis dans les bronches. C'est dans ces cas surtout que les évacuations sont difficiles et incomplètes et qu'on peut observer des accidents de rétention purulente; des frissons, des sueurs abondantes et un état adynamique qui ne tarde pas à aboutir à une terminaison fatale.

SYMPTOMES. — MARCHE. — DURÉE. TERMINAISON.

Les malades sont atteints depuis quelque temps déjà de douleurs plus ou moins accusées au niveau de l'hypochondre droit. Quelquefois ils ont eu de la diarrhée, des selles dysentériformes avec ténesme (obs. II) ; l'état général est devenu plus ou moins grave, et soit qu'on ait reconnu une hépatite, soit qu'on ait admis toute autre affection, on voit se dérouler bientôt des symptômes généraux propres aux complications thoraciques que nous avons à décrire.

Nous dirons d'abord que la fréquence de ces complications thoraciques est grande dans les abcès du foie (30 pour 100 d'après les statistiques), et cela s'explique tout naturellement, vu la grande surface par laquelle le foie répond aux organes thoraciques.

Deux séries de faits peuvent se présenter :

1° Tantôt les complications thoraciques se développent d'une façon insidieuse ;

2° Tantôt leur début est brusque, et ne laisse presque pas de doute au médecin appelé à les observer.

1° Dans la première catégorie de cas nous voyons des malades qui souffrent déjà depuis plusieurs semaines dans la région hépatique, puis une toux légère ou quinteuse s'établit peu à peu ; une matité notable existe du côté droit du thorax indiquant une pleurésie consécutive. Pas d'autres troubles, pas de réaction vive ; la complication thoracique passerait inaperçue si elle n'était recherchée avec soin.

Puis les crachats deviennent un jour plus abondants au point de constituer de véritables vomiques. Nous y reviendrons.

Habituellement la complication thoracique s'annonce par des phénomènes plus aigus, plus accusés ; la douleur de sourde qu'elle était au niveau de l'hypochondre, devient tout-à-coup atroce ; le côté droit est immobilisé par la douleur, le malade ne peut ni respirer fortement, ni parler, ni tousser, sans éprouver des souffrances horribles ; son anxiété est extrême et rappelle exactement celle qu'on observe dans la pleurésie diaphragmatique. Et en effet ce sont les symptômes de la pleurésie diaphragmatique que nous observons dans ce cas : les points douloureux, la dyspnée, le caractère quinteux de la toux, tous les signes existent.

A mesure que l'épanchement pleural fait des progrès, on voit la matité augmenter ; la respiration s'affaiblit, on constate du souffle, de l'égophonie, en un mot tous les symptômes d'un épanchement pleural. Quelquefois (obs. I), à une certaine période, il est permis d'entendre du gargouillement et du souffle amphorique, symptômes *pseudo-cavitaires*, signalés depuis longtemps dans les pleurésies chroniques par Rilliet et Barthez, Béhier, Landouzy, etc.

Il ne faut pas se tromper sur la valeur de ces signes et croire à une valeur qui n'existe pas. Cependant, il peut se former dans la plèvre un mélange d'air et de pus dû à la communication du foyer avec les bronches, et on constate alors les signes habituels du pyopneumothorax ou ceux d'une vaste caverne.

Dans ce cas, l'état général est très grave, l'adynamie profonde, les malades sont plongés dans la stupeur, en présentant tout le tableau des typhiques.

Après tous ces désordres, nous devons étudier maintenant les vomiques et leurs caractères cliniques. Les crachats peuvent être rendus avec effort au milieu de quintes de toux, en médiocre abondance ; ils sont constitués par du pus souvent mêlé de sang ; cette modalité correspond aux cas de communication des abcès du foie avec de petites bronches comme on le voit dans notre observation II.

D'autres fois au contraire, la communication s'étant établie d'emblée et largement avec une bronche de gros calibre, on assiste à une vomique véritable ; le malade rend tout à coup parfois au milieu d'une dyspnée effroyable, proche de l'asphyxie, une quantité énorme de matières puriformes, mêlées de sang, parfois de bile et de débris pseudomembraneux et sphacéliques.

L'odeur de l'expectoration varie suivant la nature des produits ; elle est en général fétide ; quand il y a de la bile, les malades éprouvent dans la bouche un goût amer des plus désagréables. Parfois, c'est une saveur fade rappelant la macération anatomique et les viandes putréfiées, comme dans la gangrène pulmonaire. Du reste, la gangrène de la plèvre et du poumon n'est pas rare dans ces cas, et, outre la fétidité de l'haleine et des crachats, on notera souvent l'expulsion de lambeaux sphacelés qui confirmeraient le diagnostic.

Que l'on ausculte les malades au moment des vomiques, on constate du côté droit de la poitrine un grand nombre de râles bulbaires caverneux, du gargouillement etc. En même temps il existe une matité très prononcée indiquant un épanchément ou une sclérose pulmonaire.

Après ces évacuations plus ou moins répétées et plus ou moins abondantes par les bronches, deux terminaisons peuvent s'observer : ou bien la source se tarit peu à peu et les malades se rétablissent ; le fait pour être rare n'en est pas moins confirmé ; ou bien les évacuations se répètent indéfiniment sans que les symptômes généraux s'atténuent; l'adynamie est extrême ; des frissons se montrent journellement et les malades meurent dans l'hecticité et le marasme. D'autres fois c'est la gangrène pulmonaire due au passage du pus et de la bile à travers le parenchyme du poumon qui emporte rapidement des malades déjà profondément affaiblis et cachectiques.

Telle est la marche ordinaire, telles sont les phases des complications pulmonaires et bronchiques.

Les fistules hépato-bronchiques et pulmonaires ne sont pas constantes dans les cas où l'abcès du foie retentit sur les organes respiratoires.

Les lésions de voisinage peuvent très bien se limiter à la plèvre. Quelquefois une simple pleurésie sèche a pris naissance entraînant de la douleur, de la toux, sans aller plus loin. D'autres fois c'est une pleurésie séreuse, ou bien une pleurésie purulente très grave ayant amené la mort avant que le foyer ait eu le temps de communiquer avec le poumon.

On voit donc que la marche et les allures de ces complications pleuro-pulmonaires des abcès du foie sont des plus irrégulières et des plus imprévues.

Elle peut être suraiguë et promptement suivie de mort

comme dans le cas d'éruption du pus dans la cavité pleurale non protégée par des adhérences.

Elle peut être aiguë ou subaiguë dans les cas où la pleurésie est due au voisinage de l'inflammation ou bien dans ceux où des adhérences se sont formées qui ont permis la communication directe de l'abcès avec le poumon.

Enfin elle peut être presque chronique et suivie de guérison dans les cas où une fistule hépato-bronchique permet une évacuation continuelle et suffisante de pus.

La durée sera donc variable suivant les différentes modalités cliniques que nous venons d'examiner. Quelquefois elle ne dépassera pas vingt-quatre heures (pleurésie suraiguë).

D'autres fois elle se prolongera plusieurs semaines et même plusieurs mois. Quand la guérison s'obtient ce n'est qu'après des phénomènes de longue durée.

DIAGNOSTIC

. Le diagnostic de l'abcès du foie est entouré de nombreuses difficultés, et trop souvent ce n'est qu'à l'autopsie qu'on peut l'établir d'une manière assurée. Dans de semblables conditions, on comprend aisément que les complications pleuro-pulmonaires qu'il entraîne puissent passer inaperçues. Les observations que nous publions dans le cours de ce travail sont toutes bien significatives à cet égard.

Dans notre observation I, l'étiologie ne fournit aucune donnée ; le malade a eu la fièvre typhoïde ; pas de phthisique dans sa famille ; mais il y a une perturbation profonde dans l'organisme tout entier ; les symptômes généraux sont très graves ; l'examen des poumons, du cœur, et de tous les viscères dénote une altération de tous les tissus ; la marche de la maladie, l'âge du sujet enfin, tout concourt à faire porter le diagnostic : granulie. Mais à l'autopsie, pas de granulation ; tandis que l'on trouve plusieurs vastes collections purulentes du foie. M. Mayor qui assistait à la nécropsie émit l'opinion que les ulcérations intestinales du sujet étaient d'un aspect analogue à celui des ulcérations urémiques ; que les lésions rénales expliqueraient suffisamment l'urémie ; et que dans ces conditions l'hépatite suppurative aurait pu être consécutive aux lésions intestinales.

Une telle conclusion nous paraît peu conforme au tableau clinique que le malade avait présenté. Il nous semble au contraire évident que ces vastes abcès du tissu hépatique étaient déjà d'ancienne date, et que cette abondante suppuration d'une glande aussi importante que la glande hépatique, avait déterminé cette perturbation générale que l'on avait constatée pendant la vie, dans toutes les fonctions de l'organisme.

La malade qui fait le sujet de notre observation II entre à l'hôpital parce qu'elle tousse depuis longtemps et qu'elle expectore abondamment le matin. Le diagnostic porté est : bronchite chronique avec un peu de bronchectasie. Pendant le séjour à l'hôpital, une pleurésie se déclare ; elle siège à droite ; il y a de la douleur dans le côté droit, et dans le flanc droit ; les signes physiques de la pleurésie sont évidents. Bien plus, il existe un symptôme d'une importance exceptionnelle ; en effet, à la base du poumon droit, sur la partie latérale du thorax, l'auscultation dénote du souffle amphorique et du gargouillement ; il y a donc une cavité. Malheureusement rien ne faisait pressentir l'altération primitive du parenchyme hépatique ; ces symptômes étranges furent interprétés, soit comme les signes pseudo-cavitaires observés dans certains épanchements pleuraux, soit comme l'indice d'une dilatation bronchique ; et la fistule hépato-pulmonaire que la nécropsie démontra, ne put, ici encore, être diagnostiquée pendant la vie du malade.

Notre observation III dans laquelle fut faite une ponction exploratrice, et ensuite l'opération de l'empyème, nous offre encore un exemple de pleurésie d'origine hépatique qui ne fut même pas soupçonnée.

Enfin dans notre quatrième et dernière observation due

à Bandelocque, le doute ne semblait pas permis. Les antécédents du malade forçaient, pour ainsi dire, le diagnostic ;
les symptômes observés semblaient encore leur donner plus
de force ; il y eut des poussées congestives du côté des poumons et de la plèvre, comme celles qu'on observe d'ordinaire dans la phthisie ; et s'il y eut de l'œdème et des manifestations abdominales, ce ne fut que dans les derniers
temps de la vie. Quant à la chute d'un lieu élevé que le
malade avait faite précédemment, il était difficile d'y atta-
cher une bien grande importance ; on ne pouvait donc porter un autre diagnostic que celui de : phthisie.

Le diagnostic des complications que l'hépatite suppurative peut entraîner du côté des voies respiratoires sera donc
fait bien rarement. Quoi qu'il en soit, pour être établi sur
des bases certaines, il comportera toujours la solution des
deux questions suivantes :

1° Comment reconnaître l'abcès jécoral ?

2° Une affection pleurale ou broncho-pulmonaire étant
diagnostiquée, montrer la relation de cause à effet qui existe
entre elle et l'altération du parenchyme hépatique ?

Les symptômes, la marche et les diverses terminaisons
de l'hépatite suppurative ont été étudiées dans une autre
partie de ce travail ; nous n'y reviendrons donc pas. Nous
dirons seulement qu'ici les circonstances étiologiques peuvent avoir une certaine importance, et que souvent une
ponction exploratrice, quand elle pourra être faite, sera né-
cessaire pour éclairer le diagnostic.

Si maintenant nous supposons toutes les difficultés vain-
cues ; si en d'autres termes, l'abcès jécoral a été diagnostiqué, sur quoi nous appuierons-nous pour dire que telle

ou telle complication surgissant tout à coup du côté de la plèvre ou du poumon a pour point de départ l'hépatite suppurée ? C'est là un problème épineux ; il est toutefois des cas où le diagnostic peut être assez facilement institué.

Un malade éprouve subitement un sentiment d'anxiété inexprimable ; la dyspnée est excessive, la suffocation imminente ; il souffre d'un violent point de côté ; puis au milieu d'efforts de toux incessante, ce malade vomit un flot de pus. Jusque là, rien de bien particulier ; on peut avoir affaire à une caverne pulmonaire, ou à un abcès du poumon qui se vide, ou bien encore à une pleurésie enkystée. Cependant certaines de ces hypothèses peuvent être bientôt éliminées.

En effet l'auscultation fait bien découvrir des râles bruyants trachéaux et bronchiques ; mais pas de signes cavitaires. Reste un abcès central du poumon ; les anamnestiques ne tardent pas à démontrer que le sujet n'a eu auparavant aucune maladie pouvant entraîner une pareille complication.

Quant à une pleurésie purulente enkystée s'étant fait jour à travers le parenchyme pulmonaire, si le malade ne présentait avant sa vomique aucun symptôme de pleurésie, l'hésitation n'est pas permise.

Après avoir ainsi procédé par exclusion, si un abcès du foie a été précédemment diagnostiqué, si le point de côté siège du côté droit du thorax et dans l'hypochondre droit, le clinicien se trouvera tout naturellement amené à explorer cette région.

L'inspection peut lui faire voir un peu de soulèvement du thorax à droite, avec gonflement de l'hypochondre droit.

À la palpation, outre qu'il peut quelquefois délimiter nettement le contour d'une tumeur, il constatera ce signe de la plus haute importance : c'est que toute compression exercée à la base du poumon droit et sur la région hypochondriaque, détermine immédiatement une expectoration impétueuse et plus abondante, tandis que l'on sent sous la main la collection purulente du foie diminuer de volume. La percussion révélera du côté droit du thorax une matité insolite.

Enfin à l'auscultation, le praticien pourra constater l'absence du bruit respiratoire, sans égophonie, ni tintement métallique ; il pourra même entendre comme dans notre observation II, du souffle amphorique et un bruit de gargouillement. Dans tout le reste du poumon, comme nous l'avons dit, on n'entend que de gros râles trachéaux et bronchiques, donnant de temps à autre la sensation d'un bouillonnement, surtout quand on combine l'auscultation du poumon avec la compression de la glande.

L'examen des matières rendues dans le cours de la vomique offre aussi une certaine utilité pour le diagnostic. Les crachats sont pusiformes, sanieux, nauséabonds, souvent très bruns, ou simplement rougeâtres, ou encore striés de sang ; ils peuvent être, signe d'une grande valeur, mélangés avec de la bile et des débris pultacés du parenchyme hépatique ; on y rencontre aussi des calculs biliaires ou des hydatides et des lambeaux membraneux d'acéphalocystes, si la collection purulente a eu pour point de départ ou l'enclavement d'un calcul ou la suppuration d'un kyste.

De plus l'haleine du malade est infecte et le patient répète avec insistance qu'il a comme un goût d'excréments dans la bouche. Est-il besoin d'ajouter qu'avec un peu d'attention, cette dernière particularité ne risquera nullement de faire confondre la vomique jécorale, avec les accidents de l'étranglement interne ?

En somme le diagnostic d'une vomique d'origine hépatique est en général possible, et même relativement assez facile, l'existence d'un abcès du foie étant supposée connue. Mais il s'en faut de beaucoup que l'hépatite suppurative, quand elle se propage du côté des voies respiratoires, détermine toujours une vomique.

On peut se trouver en présence d'une pleurésie par propagation de l'inflammation adhésive, ou d'une pleurésie enkystée par rupture de l'abcès dans la plèvre. Comment différencier cette pleurésie particulière, d'une pleurésie ordinaire de la base du poumon droit ? Les signes physiques sont les mêmes, et si l'abcès hépatique n'a pas été trouvé par suite de sa position, le diagnostic ne pourra être fait surtout si rien n'attire l'attention du côté de la glande hépatique.

Notons encore, ainsi que nous l'avons fait observer dans un précédent chapitre, combien il est difficile de faire le diagnostic différentiel entre la pleurésie diaphragmatique et celle d'origine hépatique, les symptômes étant presque semblables.

Bien plus, par son volume énorme, l'abcès peut refouler le poumon au sommet de la cage thoracique et se substituer pour ainsi dire à lui dans une grande étendue. Nous nous rappelons avoir vu dans le service du Dr Woillez à la Charité un cas des plus intéressants. On trouvait à la base de la poitrine, en arrière, une matité qui remontait à trois doigts environ au-dessous de l'angle inférieur de l'omoplate, tandis qu'en avant elle arrivait jusqu'à la clavicule. Pas de vibrations dans toute cette étendue. La mensuration pratiquée avec le cyrtomètre révélait un peu d'ampliation du côté droit de la poitrine. Le murmure vésiculaire était aboli. Au-dessus de la ligne où finissait la matité, on entendait un peu de souffle.

Aucun antécédent caractéristique. Tout contribuait à faire croire à une pleurésie ; cependant il n'y avait pas de point de côté, et le malade toussait très peu. Le sujet mourut subitement ; et, à la nécropsie, on trouva un vaste abcès du foie qui remontait très haut dans la poitrine, tandis que le poumon était ratatiné au sommet de la cage thoracique.

Dans les observations que nous rapportons, sauf dans la troisième, on trouve des manifestations du côté de l'abdomen, et de l'œdème des membres inférieurs. Quand ces symptômes coïncident avec une maladie de la plèvre ou du poumon, doit-on en tirer quelque conséquence qui permette d'établir une relation autre que l'affection thoracique et une maladie hépatique probable ? Nous ne le pensons pas ; en effet outre, comme nous l'avons dit, que les symptômes abdominaux peuvent manquer, ce n'est généralement que dans les derniers jours de l'existence qu'ils apparaissent. Si quelquefois la douleur dans le ventre et la diarrhée se montrent dès le début, la combinaison de ces deux symptômes donne au malade un aspect typhoïde manifeste.

En résumé, les complications que l'abcès hépatique peut entraîner du côté des organes respiratoires, se présentent à nous sous des formes très variables ; nous croyons donc que l'on peut grouper les divers cas que l'on rencontre dans la pratique sous trois chefs principaux.

Dans un premier groupe de cas, l'évidence est complète : d'une part, les signes de l'abcès du foie sont manifestes ; d'autre part l'appareil respiratoire est sain. Tout à coup, les choses étant ainsi, le clinicien constate les symptômes d'une inflammation pleuréale ou broncho-pulmonaire à droite, immédiatement au-dessus du foie, ou bien le malade a une vomique. En présence de ces divers signes dont la succession régulière est constatée de visu, le doute n'est pas possible : l'hépatite suppurative s'est propagée du côté des voies respiratoires.

Dans un deuxième groupe de faits, la situation est encore assez nette, mais le diagnostic n'acquiert pas toute la certitude qu'il avait dans le cas précédent. Ici en effet, la scène ne se déroule par sous les yeux du praticien, qui ne peut donc plus en apprécier les phases diverses.

Un malade par exemple, se présente avec les signes évidents d'une pleurésie droite de la base. Le médecin pourrait à la rigueur borner là ses investigations ; mais il examine le foie, et il arrive à diagnostiquer un abcès jécoral. Le diagnostic est donc complet. Hâtons-nous toutefois d'ajouter que les deux affections se présenteront rarement sous un jour plus favorable. Bien souvent, rien n'attirera l'attention du praticien du côté de la glande hépatique. Quelquefois il trouvera une certaine hypertrophie de la glande, mais rien de plus ; et de là à conclure que l'affection pleurale a pour cause un abcès hépatique, il y a loin ; le diagnostic risquera donc beaucoup de rester obscur.

Les cas que renferme le troisième groupe revêtent tous

un caractère insidieux. Nos observations en offrent des exemples frappants. Aucun indice ne révèle l'affection hépatique, et celle-ci n'est découverte qu'à l'autopsie. Pendant la vie, la fièvre hectique, les crachats, la toux, la cachexie, le marasme profond, tout jusqu'aux signes fonctionnels et même physiques concourt à faire croire à une pneumo-phymie.

PRONOSTIC.

Le pronostic des abcès du foie, en général, est d'une gravité excessive ; la mort est presque fatale ; c'est un point qui ne fait de doute pour personne. Dans ce pronostic aussi assombri, nous devons chercher à faire la part des complications pleuro-pulmonaires qui peuvent survenir.

Le plus souvent ces complications sont très fâcheuses et ne font que hâter la terminaison fatale ; mais dans quelques cas elles peuvent être favorables et créer un mode d'évacuation plus ou moins long et détourné pour le pus emprisonné dans la glande hépatique.

Examinons les différentes éventualités : si l'abcès du foie a entraîné du côté de la plèvre droite une inflammation adhésive unissant les deux feuillets viscéral et pariétal de la séreuse, une fistule pourra s'établir à travers ces adhérences jusque dans le tissu pulmonaire et les bronches.

Alors si la communication est large, et si le trajet est direct, on assistera à une vomique hépato-bronchique plus ou moins abondante et qui pourra se reproduire entraînant à chaque fois une grande quantité de pus ; ainsi se videra l'abcès du foie et la guérison pourra s'en suivre.

Mais si la communication est étroite, mal assurée ; si le pus après avoir pénétré dans la plèvre séjourne dans cette cavité, s'y enkyste et ne se propage que secondairement aux bronches, alors l'évacuation sera difficile, des phénomènes de rétention, d'hecticité, pourront survenir qui conduiront le malade à sa perte.

Dans une troisième éventualité, on verra l'abcès du foie détruire rapidement le diaphragme et la plèvre sans que des adhérences protectrices aient eu le temps de se former ; alors une pleurésie suppurée et suraiguë se déclare qui enlève parfois le malade en quelques heures (cas de Thompson) (1).

On voit donc que le danger est grand quand les abcès hépatiques sont abandonnés à eux-mêmes et quand ils s'ouvrent vers la cavité thoracique. Du reste bien souvent la mort survient avant que l'abcès n'ait fait éruption dans la cavité du thorax.

1. Thompson. *Brit. med. journal*, févr. 1867.

TRAITEMENT

Le peu de chance de survie qui reste aux malades dans les cas d'abcès hépatiques abandonnés à eux-mêmes doit engager à instituer un traitement énergique quand cela est possible.

Nous n'avons pas à nous occuper du traitemeut de l'hépatite en général, ni des moyens médicaux employés avec plus ou moins de succès contre ces accidents. Nous supposons l'abcès formé et les complications thoraciques imminentes ou réalisées. Quelle conduite rationnelle devons-nous tenir ?

L'indication capitale, c'est de donner issue au pus de l'abcès ; le traitement général, les révulsifs nombreux restent nécessairement au second plan. Mais comme pour ouvrir au pus une voie chirurgicale il faut être en possession d'un diagnostic, qui le plus souvent demeure incertain, on peut présumer déjà combien restreinte sera l'action chirurgicale dans les complications thoraciques des abcès du foie. Encore l'opportunité de l'intervention sanglante est-elle repoussée par quelques auteurs (Morehead, Mac Léan), qui conseillent l'expectation pure et simple. Nous ne partageons pas l'avis de ces derniers, et nous croyons que la présence du pus étant admise, on ne peut méconnaître la nécessité de lui créer une voie au dehors, les moyens et les procédés restent seuls discutables.

Du reste les faits sont là pour contredire l'opinion de Morehead et Mac Léan (Cameron, Murrey, de Castro).

On agira donc avec toutes les précautions antiseptiques usitées aujourd'hui. Une ponction exploratrice assurera d'abord le diagnostic avant de s'abandonner à une plus grande opération. Quelquefois on a vu la ponction aspiratrice seule amener la guérison (Dieulafoy). Les méthodes lentes (Récamier) ne conviennent pas aux abcès du foie à cause de l'imminence et de la prompte apparition des accidents.

Il faut se décider pour les procédés rapides. L'existence d'une pleurésie reconnue, on ponctionnera avec le trocart et si les accidents continuent on fera l'empyème.

Si l'abcès du foie proéminant du côté de la convexité, entraîne des troubles de compression vers le poumon, on songera à prévenir la lésion de cet organe par l'incision abdominale de l'abcès du foie, en supposant que celui-ci ait été reconnu. Une fois la complication thoracique établie, on cherchera à prévenir les dangers ultérieurs à l'aide de potions opiacées qui calmeront les efforts de toux et les mouvements des intestins en s'opposant ainsi aux déplacements brusques du foyer purulent et à la pénétration du pus dans les cavités voisines.

Quelquefois les vomiques sont très fétides et accompagnés de lambeaux sphacélés, on prescrira dans ces cas des balsamiques, ou désinfectants, des toniques, à dose élevée, pour combattre l'adynamie dans laquelle sont plongés les malades.

Nous ne pouvons ici qu'indiquer les grandes lignes du traitement, le médecin devant s'inspirer, dans un sujet aussi complexe, des circonstances variables et des indica-

tions propres aux différents cas et aux différentes complications.

OBSERVATION I

Abcès du foie simulant une tuberculose généralisée.

Guyoton, Auguste, âgé de 18 ans, maçon, est entré le 31 août 1880
à l'hôpital Lariboisière (Service de M. Proust).

31 août. — Pas d'antécédents de famille ; parents morts d'accidents; frères et sœurs bien portants.

Comme antécédents personnels, a eu il y a trois ans une fièvre typhoïde qui a duré trois mois.

Malade depuis huit jours. Anorexie, langue blanche, légère diarrhée,
vomissements après les repas, étourdissements quand il est debout, pas
d'épistaxis, amaigrissement ; sensibilité à la pression dans la fosse
iliaque droite et doulour spontanée dans le flanc droit. Ventre légèrement ballonné, un peu rénitent, matité splénique un peu augmentée.

Tousse un peu.

Submatité au sommet droit et douleur à la pression. Température
axillaire 40°.

1er septembre. — Sommet droit, dans la fosse sus-épineuse, expira-
tion prolongée et soufflante, quelques râles sous crépitants fins après
certaines inspirations. Température du matin 39°, température du
soir 40°.

2 septembre. — Même état. T. M. 39°. T. S. 40°,2.

3 septembre. — Sommet droit en arrière ; pas de souffle, râles
sous-crépitants nombreux dans une étendue de la largeur de la main.
T. M. 37°,3. S. 40°,4.

4 septembre. — Ronchus et sibilances aux deux bases ; nœud mus-
culaire du biceps très accentué ; raie méningitique apparaissant rapidement. T. M. 38°. S. 39°,8.

5 septembre. — Stupeur considérable, indifférence absolue du

malade qui ne répond pas aux questions, et se plaint d'une céphalalgie intense.

Ventre ballonné ; peu de diarrhée, albuminurie. T. M. 39°,2°.
S. 40°,2.

6 *septembre*. — Même état. T. M. 38°,9. S. 39°,8.

7 *septembre*. — Ventre ballonné, dur, rénitent. Zones alternatives
de matité et de sonorité.

Diarrhée abondante. Albumine dans l'urine. Matité splénique,
0,10 centimètres verticalement. Matité hépatique, 0,20 centimètres
dans le même sens.

Taches méningitiques intermittentes. Décubitus en chien de fusil.
Somnolence continue. Céphalée constante. Langue tremblante et
sèche. Aucune paralysie. Pas d'hypéresthésie rachidienne. T. M. 39°.
T. S. 40°.

8 *septembre*. — Cyanose des lèvres et des extrémités, nez pincé,
yeux excavés, bouche fuligineuse, langue rouge et sèche.

Carphologie et crocidisme.

Pouls très petit dépressible, 132 pulsations, respiration 32.
T. M. 38°. S. 38°,4, rien d'anormal à l'auscultation.

Diarrhée continue, ventre ballonné, mais assez souple.

9 *septembre*. — Hémorrhagie intestinale. Sueurs froides, syncope.
Mort. T. M. 37°,6.

Nécropsie.

Poumon droit adhérent aux parois thoraciques par toute sa surface.
La plèvre gauche renferme un peu de liquide citrin. Les deux poumons sont congestionnés dans toute leur étendue.

Cœur plein de caillots. Pas de lésions d'orifice, tissu d'apparence
normale.

Dans la cavité péritonéale un demi-litre environ de liquide citrin.
Quelques fausses membranes à la partie supérieure du foie.

Le foie énorme (4000 gr.) remonte jusqu'à la cinquième côte droite
et descend à 0,10 centimètres au-dessous du rebord des fausses côtes
du même côté.

Après l'incision d'une mince couche de tissu hépatique au niveau du lobe de Spigel, le couteau tombe dans un abcès dont la cavité peut contenir le poing d'un adulte de forte taille. Le lobe gauche est adhérent à l'estomac. A ce niveau une voussure manifeste à l'extérieur correspond à un abcès qui occupe les 2/3 environ de ce lobe, dont la cavité est comme aréolaire et de la dimension d'une petite pomme.

La partie postérieure et inférieure du lobe droit au niveau de l'empreinte rénale, est détruite par un abcès dont le contenu est un liquide purulent ; la paroi inférieure est constituée par une languette de tissu hépatique de trois à quatre millimètres d'épaisseur ; la cavité irrégulière anfractueuse présente des brides formées par les vaisseaux oblitérés et des débris de tissu hépatique sclérosé.

Au-dessus de cette cavité sans ouverture, séparée par une cloison de tissu hépatique condensé et noirâtre, épaisse de deux centimètres se voit une seconde caverne de moindre dimension, dont les parois présentent le même aspect et dont le contenu est un liquide de couleur chocolat et charriant des grumeaux blanchâtres.

Dans les veines sus-hépatiques on t ouve des coagulations thrombosiques. Les reins sont volumineux, durs, blanchâtres ; les capsules très adhérentes. Les pyramides sont violacées avec sugillations plus foncées.

Le râclage ne fait pas sourdre de pus. La substance corticale d'aspect scléreux, fibroïde et pâle grince sous le couteau. Uretères rougeâtres avec arborisations vasculaires.

Du côté de la vessie, violente enflammation de la muqueuse, qui est tomenteuse, épaissie, ecchymotique. Urine d'odeur ammoniacale.
Urethère sain.
Intestin grêle. Plaques de Peyer et follicules sains, muqueuse un peu congestionnée, ulcérée en plusieurs points.

Colon. — Plusieurs ulcérations à bord surélevés très profondes, pouvant admettre un pois, et d'autres plus petites presque miliaires.

Rectum. — Rectite très accentuée avec un grand nombre de petites ulcérations.

Rate. — Longueur 13 centimètres, largeur 9 centimètres. Poids 350 grammes. Consistance ferme rouge brun.

Observation II

Abcès du foie. Fistule hépato-bronchique simulant une bronchorée.

Chabaud Marie, âgée de 30 ans, est entrée le 20 juin 1879, dans le service de M. Frémy (Hôtel-Dieu).

Malade dont l'état général paraît assez satisfaisant. Embonpoint marqué. Pas d'antécédents de famille notables. Pas de maladie antérieure grave. Seulement c'est une tousseuse ; elle a chaque hiver des bronchites qui se guérissent lentement. Jamais d'hémoptysies.

L'hiver dernier elle a comme d'ordinaire toussé beaucoup mais l'arrivée du printemps n'a pas amélioré sa situation comme les autres années. De plus elle a été prise au commencement de ce mois d'une diarrhée dysentériforme avec ténesme qui a duré une quinzaine de jours et qui est presque guérie maintenant.

Elle tousse beaucoup surtout la nuit et le matin, et expectore abondamment en se levant.

La percussion ne révèle aucune matité thoracique. L'auscultation fait constater des ronchus sonores et des sibilances.

Même état jusqu'au 22 août.

A cette époque, la malade accuse une douleur assez vive dans le côté droit du thorax et le flanc droit. L'existence d'une pleurésie est révélée par les signes suivants :

Une petite zone de matité à la base du poumon ; vibrations diminuées à ce niveau ; souffle aigu, murmure respiratoire affaibli et lointain. Egophonie.

23 *août.* — L'épanchement a dû augmenter ; le murmure vésiculaire ne s'entend plus.

26 *août.* — A la base du poumon droit sur la partie latérale du thorax on trouve à l'auscultation, un souffle amphorique, du gargouillement.

Dupuy   4

La douleur persiste dans le côté droit.

L'auscultation du cœur dénote un souffle bref et très doux à droite du sternum et au voisinage de l'épigastre, indice d'une certaine dilatation du cœur droit avec insuffisance tricuspidienne.

Ventre un peu ballonné, donnant un son tympanique à la percussion.

Pâleur générale des téguments, bouffissure des paupières, œdème périmalléolaire.

Quelques frissonnements.

Rejet de crachats abondants, muco-purulents, légèrement fétides. T. axillaire, 38°.

1er *septembre.* — La malade d'ordinaire pâle a la figure rouge et animée, la peau est brûlante et sèche, le pouls vibrant, battant 138.

Anorexie, expectoration purulente qui emplit plusieurs crachoirs, odeur fétide. T. 39°,5.

3 *septembre.* — Diarrhée abondante et séreuse.

Douleurs abdominales, ventre plus gros et sensible à la pression, surtout dans l'hypochondre droit, matité hépatique très augmentée d'étendue, œdème remontant jusqu'à la partie moyenne des jambes.

Mêmes signes cavitaires que précédemment, à la base du poumon droit.

Adynamie, sueurs abondantes et visqueuses.

Pouls 140, petit, dépressible. Pouls veineux du dos de la main. T. 40°.

Autopsie vingt-quatre heures après la mort.

La plèvre droite contient environ un litre et demi de liquide citrin. Le poumon droit n'est point refoulé en haut, car il est étroitement adhérent au diaphragme, par toute l'étendue de sa base, et n'en peut être détaché qu'avec le couteau. A la partie moyenne de la base se trouve une cavité pouvant contenir un gros marron, assez régulière, à parois noirâtres. Cette cavité pleine d'un pus épais, communique à travers une ouverture du diaphragme large comme une pièce de 1 franc, avec un immense abcès que renferme le lobe droit du foie.

La face supérieure du foie à ce niveau est d'une teinte livide et violacée. Dans le reste de son étendue, sa couleur est à peu près normale, peut-être un peu plus jaunâtre. Cet organe est d'un volume et d'un poids énormes (5800 gr.).

Une incision vers la partie moyenne de l'abcès montre une masse purulente, très épaisse, jaune verdâtre contenue dans une cavité évaluée à la dimension du poing. Autour de l'abcès, le tissu hépatique est friable et ramolli dans une certaine étendue.

La cavité de la base du poumon communique avec plusieurs petites bronches contenant du pus. On rencontre également un pus semblable dans la grosse bronche droite, dans la trachée et jusque dans la bouche.

Autour de la cavité, le tissu pulmonaire est dur et carnifié. Dans le reste de son étendue il n'offre d'autres lésions qu'une congestion intense. Quelques bronches paraissent un peu dilatées.

Le poumon gauche est adhérent aux parois thoraciques, surtout au sommet et à la face externe, par des néo-membranes anciennes et très résistantes.

On y trouve quelques rares granulations tuberculeuses.

Il y a deux cuillerées d'un liquide citrin dans le péricarde.

Le cœur est petit, flasque, décoloré.

La rate est grosse (600 gr.) violacée, très friable.

Les reins volumineux paraissent normaux. Dans la cavité péritonéale un épanchement médiocrement abondant, citrin. Pas de fausses membranes.

Les intestins n'offrent aucune lésion apparente.

OBSERVATION III

Abcès du foie pris pour une pleurésie purulente. Empyème (*Bulletin de la Société anatomique*).

Le 29 juillet 1875, entra dans le service de M. Gayot, le nommé Félix, âgé de 31 ans, exerçant la profession de tanneur. Cet homme qui s'était toujours bien porté se plaignait d'un point de côté violent à droite, accompagné de toux et de fièvre le soir.

Entré six semaines avant à l'hôpital Beaujon ; il y avait été soigné pour une pleurésie sèche, et en était sorti très amélioré.

A son entrée dans le service, on constatait une tuméfaction assez volumineuse, siégeant en arrière et à droite, au niveau des sept et huitième côtes ; tuméfaction douloureuse à la pression, mais sans chaleur, ni rougeur de la peau. A la pression on constatait de la matité dans un quart inférieur du poumon droit, avec absence du murmure vésiculaire, sans souffle. Les vibrations thoraciques faisaient défaut des deux côtés de la poitrine dans le quart inférieur.

Le foie paraissait un peu abaissé. Le malade avait de la fièvre.

T. axillaire 39°,3. La langue était blanche et l'appétit nul.

6 *août*. — La fièvre continuant, la tuméfaction du côté droit augmentant et donnant une sensation très évidente de fluctuation, on enfonça le trocart de l'appareil de Potain au centre de la tuméfaction, et on vit s'écouler quelques gouttes de pus. On enleva le trocart, et l'on fit une large ouverture au bistouri.

L'empyème fut pratiqué dans le neuvième espace intercostal, et donna issue à un demi litre de pus mal lié, mais sans odeur. On fit des lavages deux fois par jour avec l'appareil Potain.

Pendant les quinze premiers jours qui suivirent l'opération, le malade reprit des forces, l'appétit était excellent, et tout faisait supposer une guérison rapide. On ne pouvait guère faire entrer plus de 40 à 50 grammes de liquide dans la cavité purulente ; mais le liquide qui sortait était toujours teinté en rose par du sang, et à partir du mois de septembre, le malade eut de nouveau de la fièvre le soir. L'appétit diminuait, le malade se plaignait toujours d'une violente douleur dans le côté, puis il survint un peu de diarrhée que rien ne put arrêter. Enfin il succomba dans le marasme le 26 octobre 1875.

Autopsie quarante-huit heures après le décès. A l'ouverture du thorax on trouve les plèvres légèrement adhérentes, mais pas assez pour qu'on ne pût déchirer ces adhérences avec la main, et semblables à celles que l'on rencontre dans presque toutes les autopsies.

Le poumon droit était refoulé un peu en haut par le foie volumineux et adhérent par son extrémité droite aux côtes, adhérence que l'on détruisit en exerçant une traction sur son extrémité gauche. Il présentait à son extrémité droite, un gros champignon, avec une cavité centrale communiquant directement avec l'ouverture de l'empyème. Cette cavité à bords fongueux, grisâtres, végétants, pouvait contenir un gros œuf de poule. Le péritoine hépatique était sain dans tout le reste de son étendue.

En incisant le foie au niveau du champignon on le voyait se prolonger dans la profondeur de 2 ou 3 cent. avec le tissu hépatique, et présenter à ce niveau, une couleur gris verdâtre ; puis le tissu du foie apparaissait avec sa coloration. Le foie était gros et présentait dans son parenchyme un ou deux abcès contenant du pus louable, à parois organisées. Le microscope fit voir que ces membranes étaient formées de couches lamelleuses de tissu conjonctif, avec quelques rares cellules de tissu conjonctif. On n'y trouvait aucune trace de crochets d'échinocoques.

On trouvait encore disséminés dans le parenchyme hépatique, quelques noyaux grisâtres, friables, du volume d'un pois.

Le rein est volumineux, enveloppé d'une coque de fausses membranes. A la coupe il était anémié et gros. Il en était de même du rein gauche, mais sa capsule était saine.

Les poumons sont emphysémateux.

Péricarde viscéral présentant quelques plaques laiteuses. Rien à l'endocarte.

Rate normale.

OBSERVATION IV

Abcès du foie simulant une phthisie pulmonaire. — Pleuro-pneumonie intercurrente (Baudelocque).

André Guérin, dessinateur en broderie, 11 ans, cheveux noirs, peau fine et blanche, formes arrondies, embonpoint modéré, entre à l'hôpital le 22 février. Ce garçon est le dernier rejeton d'une famille qui a été moissonnée par la phthisie pulmonaire. Son père a succombé des suites de cette affection, à l'âge de 27 ans, sa mère à 32 ans, et son aïeul paternel à 30 ans. La sœur qui lui restait est morte à l'hôpital, dans les premiers jours de février, et a présenté à l'ouverture, des tubercules dans les trois cavités splanchniques. L'aïeule du malade qui nous a transmis ces renseignements, a assisté à la nécropsie d'une partie des membres de sa famille. Ce garçon s'adonne depuis long-temps à la masturbation.

Il était assez bien portant dans la première quinzaine de février, et se livrait à ses occupations habituelles, quand il fut pris dans la soirée du 14, d'une douleur vive du côté droit de la poitrine, qu'il regarda comme l'effet d'une position incommode qu'il avait gardée pendant la journée. Cette douleur persista jusqu'à son entrée à l'hôpital, et s'accompagna d'accès de fièvre irréguliers, de toux, de malaise et d'inappétence.

Le 22. — A la visite du matin, décubitus dorsal, douleur vive au niveau du sein droit augmentant par la percussion, la toux et les fortes inspirations, et non exaspérée par les mouvements du bras. Respiration courte, incomplète. Bruit respiratoire un peu plus faible à droite qu'à gauche ; pas de matité ni d'égophonie. Râles muqueux surtout sous les clavicules ; toux sèche, peu fréquente. Expectoration nulle ; peau chaude ; pouls à 120 pulsations ; 28 inspirations. La langue est large et humide, la soif médiocre, l'appétit diminué, le ventre indolent. Pas de nausées, de vomissements, ni de diarrhée.

La face est pâle, elle ne présente pas la plus petite teinte ictérique, peu de céphalalgie, intelligence nette, pas de troubles des organes des sens (Mauve, julep gommeux, cataplasme loco-dolenti, lait).

Les jours suivants, l'état de ce malade n'offre point de changement notable. La douleur de côté est moins vive, mais elle persiste. La fiè-vre, peu intense le matin, s'exaspère tous les soirs, et se termine la nuit par d'abondantes sueurs. Ce paroxysme est quelquefois précédé d'un frisson et accompagné d'un léger délire. On prescrit le 26 un purgatif qui donne lieu à huit évacuations liquides.

Le 3 mars. — L'auscultation et la percussion du thorax font reconnaître l'existence d'un épanchement dans le côté droit de la poitrine. Le son est complètement mat dans la moitié inférieure. Le bruit respiratoire s'entend à peine. Du reste pas d'égophonie, ni de souffle bronchique, ni de retentissement de la voix.

La fièvre persiste avec ses exacerbations. Le soir on applique un emplâtre de poix de Bourgogne sur le côté droit.

Le 8. — La douleur du côté droit a complètement disparu ; l'épanchement de la plèvre est entièrement résorbé ; le son est beaucoup moins obscur. Le bruit respiratoire a reparu mêlé de râle sibilant. Le malade n'accuse aucune souffrance. Cependant il reste pâle et abattu, et témoigne la plus grande répugnance pour le mouvement. Il se sent, dit-il, trop faible pour se lever et se promener dans les salles.

Les membres inférieurs sont légèrement œdématiés, le ventre se tuméfie. Le côté de la face sur lequel le décubitus a lieu, présente aussi quelquefois de l'infiltration. Du reste les voies digestives ne donnent aucun signe de souffrance. Le malade prend chaque jour une petite quantité d'aliments.

Le 18. — La toux devient beaucoup plus fréquente, la face est colorée ; le décubitus a lieu sur le côté gauche ; la fièvre est intense. Le crachoir contient plusieurs crachats visqueux, aérés, offrant une teinte rouillée très manifeste. La douleur qui avait abandonné le côté droit s'est portée sur le côté gauche de la poitrine.

On pratique l'auscultation qui fait entendre un râle crépitant fin et sec dans presque toute l'étendue du côté gauche ; la sonorité est conservée, 36 respirations et 124 pulsations par minute. Persistance de l'œdème des membres inférieurs ; pas de nausées, ni de vomissements. Ventre indolent sous la main qui le presse. Deux selles liquides en vingt-quatre heures.

On prescrit l'oxyde blanc d'antimoine.

La fièvre, la dyspnée, la douleur du côté gauche, la toux et l'expectoration sanglante persistent les jours suivants. Le décubitus a constamment lieu à gauche. La joue et la paupière correspondante sont notablement infiltrées.

L'auscultation et la percussion pratiquées le 26 annoncent les rapides progrès de la pneumonie. Le souffle bronchique et la bronchophonie ont remplacé le râle crépitant. Le son est beaucoup plus obscur à gauche qu'à droite.

Le pouls bat 140 pulsations par minute. Nous comptons dans le même laps de temps 48 inspirations. La diarrhée persiste. Le soir paroxysme fébrile accompagné quelquefois de délire ; sueurs nocturnes.

Le 27 et le 28. — Les mêmes symptômes persistent et le malade succombe dans la matinée du 29.

Le malade avait fait une chute d'un lieu élevé trois semaines avant d'entrer à l'hôpital.

Nécropsie.

Au poumon droit, adhérences légères avec la plèvre costale. Des fausses membranes molles qu'on détache aisément avec le dos du scalpel recouvrent la plèvre pulmonaire. Pas d'épanchement.

Le poumon droit est perméable à l'air dans la plus grande partie de son étendue ; seulement au centre du lobe supérieur existe un noyau du volume d'un marron à l'état d'hépatisation grise.

La plèvre costale et diaphragmatique présentent des fausses membranes.

Le péricarde renferme environ deux onces de sérosité citrine.

Nulle part de tubercules.

Le péritoine contient deux litres de sérosité.

Le foie est un peu volumineux, parsemé de petits abcès extérieurs et intérieurs entre lesquels est du tissu rouge.

Imp. A. DERENNE, Mayenne. — Paris, boulev. Saint-Michel, 52.

9 782019 941291